Deleau

T_e^{70}
16

Te 7º/16

SUR

LE CATHETÉRISME

DE

LA TROMPE D'EUSTACHE.

OUVRAGES DU MÊME AUTEUR.

Mémoire sur l'abus du vomissement provoqué dans les maladies. Commercy, 1820, in-8. 1 fr. 50 cent.

Mémoire sur la perforation du tympan pour rétablir l'ouïe dans plusieurs cas de surdité. Paris, 1822, in-8. 3 fr.

L'Art de sonder la trompe d'Eustache perfectionné, mémoire qui a partagé le grand prix de l'académie des sciences en 1826, in-8. 1 fr. 50 cent.

Tableau des maladies de l'oreille qui engendrent la surdité. 1 fr. 50 cent.

L'Ouïe et la parole rendues à Honoré Trézel, ancien sourd-muet de naissance. Paris, 1825, in-8. avec portrait, et un rapport fait à l'Académie des sciences. 1 fr. 50 cent.

Tableau de guérison de surdités, suivi d'une lettre adressée à l'Académie de médecine.

SUR

LE CATHÉTERISME

DE

LA TROMPE D'EUSTACHE,

ET SUR LES

EXPÉRIENCES DE M. ITARD,

MÉMOIRE

QUI DÉMONTRE L'UTILITÉ DE L'AIR ATMOSPHÉRIQUE DANS LE
TRAITEMENT DE DIVERSES ESPÈCES DE SURDITÉ;

PAR

LE DOCTEUR DELEAU JEUNE,

Médecin de l'hospice des Orphelins pour le traitement des maladies de l'oreille, membre
de l'Académie royale de médecine de Madrid, de la socité des sciences médicales de la
Moselle, de la Gironde, de la Marne, et de plusieurs autres académies et sociétés scien-
tifiques.

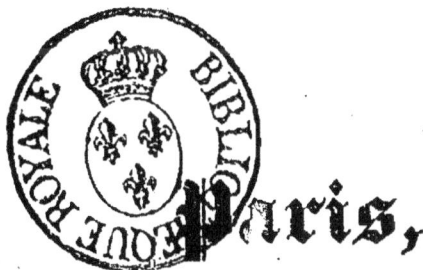

Paris,

CHEZ L'AUTEUR, RUE DES FRANCS-BOURGEOIS St.-AVOIE, N° 25;
CREVOT, RUE DE L'ÉCOLE DE MÉDECINE;
MADEMOISELLE DELAUNAY, PLACE DE L'ÉCOLE DE MÉDECINE;
MARTINET, RUE DU COQ.

1828.

SUR

LE CATHETERISME

DE

LA TROMPE D'EUSTACHE,

ET SUR LES

EXPÉRIENCES DE M. ITARD*.

———❦❦❦———

Ce fut après nous être livré pendant plusieurs années à l'étude des maladies de l'oreille, que nous reconnûmes que les causes de la surdité de naissance ou du bas âge ne diffèrent pas de celles qui surviennent dans un âge avancé. Quand elles ont leur siége exclusif dans la trompe d'Eustache et dans la caisse du tambour, elles peuvent être reconnues et traitées par nos moyens d'investigation. Nous remarquâmes aussi que les instruments employés par nos prédécesseurs se pliaient peu à la configuration, s'accommodaient encore moins à la sensibilité des parties qu'ils devaient traverser; que les praticiens même qui s'en servaient depuis nombre d'années furent peu satisfaits de leur usage, et tous les mé-

* Cette réponse aux rapports de M. Itard insérés dans le N° d'août 1827 de la Revue Médicale est depuis quatre mois entre les mains de messieurs les rédacteurs de ce Journal. M. Itard en a pris connaissance chez M. B.*** et c'est depuis cette *communication officieuse* qu'on a méconnu mes droits à de justes réclamations.

Si mon écrit pouvait offrir quelque intérêt à messieurs les abonnés de la Revue, ils seraient fort surpris de la partialité que messieurs les rédacteurs affectent à l'occasion de cette discussion.

decins, peu expérimentés il est vrai dans l'art de traiter les affections de l'oreille, restèrent long-temps indécis sur leur utilité. Afin de parer à ces inconvénients, qui se reproduisaient chaque jour, nous leur substituâmes d'autres instruments plus simples * et plus propres à pénétrer très avant dans la trompe d'Eustache. L'académie des sciences les accueillit avec bienveillance, et quand cette illustre société eut acquis par des faits positifs la certitude de leur utilité, elle nous admit au partage du prix Monthyon; elle fit plus, elle nous confia quatre sourds-muets pour être traités et recevoir une éducation auriculaire et orale.

De tels suffrages et la confiance que la plupart de nos confrères et les savants nous accordèrent nous firent redoubler d'efforts, et nous mirent à même d'étendre nos recherches non seulement sur le traitement des affections de l'organe de l'ouïe, mais aussi sur l'étude des éléments du langage articulé; ce qui démontrera un jour, nous osons l'espérer, que nous n'avons rien négligé pour répondre à ces encouragements honorables.

Des membres de l'institution des sourds-muets furent témoins de nos opérations; ils en reconnurent les grands avantages, et leur sollicitude éclairée les porta à désirer que l'on fît des épreuves par le même procédé opératoire sur les sourds-muets placés sous leur administration. M. le docteur Itard en fut chargé. Certes, et nous le disons franchement, on ne pouvait pas faire un meilleur choix; mais ce qui paraîtra très étrange, c'est qu'il semble que notre honorable confrère fit ces expériences, non dans l'intention de reconnaître l'efficacité de la sonde portée dans l'oreille moyenne, mais seulement pour se rendre aux vœux de l'administration. C'est au moins ce que donne à penser la lecture de ses mémoires, et ce que confirment les conclusions qu'il tire de ses insuccès; il dit d'une manière

* Voyez la Revue médicale, février 1827.

décisive qu'il est inutile de tenter la guérison de quelques sourds-muets.

M. Itard aurait-il déjà oublié ceux de Bordeaux, qui ont été guéri, selon lui, par un empirique; aurait-il oublié son sourd-muet de 1811, qui retira un si grand avantage de la perforation ? Voyez nos lettres dans le *Globe*, et les conseils suivants qu'il donnait en 1821 :

« Dans ces cophoses congéniales, les moyens rationnels « sont bientôt épuisés, et l'on se trouve réduit, si l'on veut « poursuivre ses tentatives, à la méthode empirique. Je ne « conseille pas de la dédaigner, et l'on est d'autant plus légi- « timement autorisé à y recourir, que la nature des lésions « du sens auditif nous est plus profondément cachée. Tous « les moyens, quels qu'ils soient, qui ont eu des succès « constatés, sont bons aux yeux du praticien. Convaincu « de cette vérité, que la médecine est avant tout l'art de « guérir, j'ai recueilli et essayé les remèdes divers, les re- « cettes même les plus absurdes en apparence, mais justi- « fiées par le succès,....... De ce nombre *est celui qui guérit* « *trois sourds-muets*, et que je ferai connaître en joignant « ces histoires de guérison à celles qui vont terminer cet « article..... » (Itard, *Maladies de l'oreille*, t. 2.)

Quand on a exprimé aussi franchement sa pensée sur la curabilité de quelques sourds-muets, et qu'on a conseillé l'emploi de moyens empiriques d'une manière aussi for- melle, nous trouvons surprenant qu'on vienne quelques années après nier l'existence de surdi-mutités curables, proscrire les moyens rationnels, blâmer les médecins qui ont ajouté foi à des écrits qu'on désavoue, et qu'on s'ap- puie surtout d'expériences qui semblent n'avoir été tentées que dans le but de satisfaire les désirs de l'administration des sourds-muets. Car, nous le répétons, si l'on eût eu l'intention franche de faire connaître l'existence des causes de surdité qui peuvent être détruites et les avantages d'une opération, on eût apporté plus de soins et plus d'ordre dans l'exposé des résultats, qui sont loin d'être nuls, comme on le prétend, et les expériences eussent été un peu plus méthodiques. Voyons si ces reproches sont fondés. On réunit deux cents sourds-muets; on leur prodigue des injections d'eau simple et quelquefois alcoolisée, portées dans l'oreille moyenne; tous sont soumis au même traitement; on ne tient compte ni de la nature de la surdité, ni de son augmentation pendant les injections, ni des inflammations de la caisse qui en résultent; on ne s'arrête pas: on dirait qu'il ne s'agit que de désobstruer des tuyaux inertes. On ne considère pas comme accidents les phénomènes morbides que l'on provoque, qui seraient plus que suffisants pour donner naissance à des surdités complètes chez les sujets qui entendent parfaitement bien et qui ont l'oreille saine. Et c'est à travers nombre de désordres, tels que « douleurs « d'oreille, maux de tête, étourdissements, augmentation « de surdité, fièvre de quelques jours, tumeurs ganglio- « naires, suppuration de l'intérieur de l'oreille, et perfo- « ration des membranes du tympan, etc. », qu'on veut explorer si des sujets peuvent recouvrer l'ouïe. Tristes expériences!!

Non, non, ce n'est pas par de telles investigations que l'on peut s'assurer s'il est quelques sourds-muets susceptibles de guérison. Nous saurons employer d'autres procédés qui rendront l'oreille moyenne perméable à l'air, sans nuire à sa sensibilité physiologique, tant spéciale que générale, et qui prouveront la supériorité de notre manière d'opérer, qui fera un jour époque dans les fastes de la chirurgie française.

Cependant, malgré ces traitements si peu rationnels et dirigés sans méthode, des sourds ont entendu; les inflammations des caisses, les suppurations des tympans, excitées par de violentes douches d'eau, n'ont pu empêcher l'ouïe d'apparaître au milieu de ces désordres. Onze de ces infortunés ont donné des signes d'audition; mais, loin de saisir

cette indication, on s'est empressé de dire que cette audition, qui commençait à naître, « était plutôt morbide que
» physiologique ». Eh! comment n'aurait-elle pas été
morbide, cette fonction qui apparaissait conjointement
avec des otites aiguës!

D'autres sourds-muets devaient être plus heureux, si l'on
en juge d'après l'aveu forcé que l'on a fait en faveur du
cathétérisme. On n'a pu s'empêcher de dire : « La seconde
« espèce d'amélioration appartenait plus visiblement à une
« augmentation naturelle de la sensibilité acoustique. Ce
« changement était tel, que, dès le second ou le troisième
« jour du traitement, les sourds des troisième et quatrième
« degrés se trouvaient élevés au troisième et au deuxième,
« de sorte qu'une foule de sons vocaux confusément en-
« tendus auparavant l'étaient alors d'une manière dis-
« tincte.... » Plus loin, on se plaint de ce que cette amélioration n'était pas durable; et sans nous dire si on a
combattu par les moyens appropriés les otites primitives
qui avaient donné lieu à l'engorgement, et les inflammations secondaires qui étaient dues au traitement, on se hâte
de conclure, contre l'évidence des faits que l'on a soi-même
cités, « que les résultats du cathétérisme de la trompe
« sont complétement nuls chez le plus grand nombre des
« sourds-muets, et chez quelques uns d'entre eux peu
« avantageux et peu durables ».

Avant de se prononcer d'une manière aussi décisive, ne
devait-on pas chercher à se rendre compte d'où provenaient
ces améliorations? Peut-être alors aurait-on pu prévenir des
rechutes; et on n'eût pas donné lieu de comparer ces opérations à celles de quelques oculistes ambulants qui enlèvent la cataracte avec dextérité, mais qui restent specta-
teurs aveugles ou indifférents d'une violente inflammation
qui devient la cause d'une seconde cécité, ou à ces réduc-
tions de luxations opérées par des personnes étrangères à

l'art de guérir, qui laissent tomber le membre en gangrene. faute de savoir prescrire une saignée.

Mais puisque ces infortunés ont perdu le peu d'ouïe qu'ils avaient acquis par l'injection de l'oreille moyenne, comment se fait-il que M. Itard les nomme maintenant demi-sourds-muets, et qu'il les choisisse pour les instruire, afin de prouver qu'ils recouvreront l'ouïe par l'éducation ? Il eût été préférable sans doute de prendre des sujets non injectés: car on pourra, malgré l'assertion contraire, croire que le cathétérisme aura amélioré l'audition, et cette opinion, qui ne paraîtra pas dénuée de fondement, ne fera qu'appuyer ce que nous avançons journellement sur les avantages de cette opération. Afin de rendre cet avis profitable à nos adversaires, nous démontrerons par un exemple combien il peut leur être utile, et nous leur conseillerons en outre de faire des recherches plus exactes sur l'origine, les causes, la marche de la surdité; sur les tentatives de guérison auxquelles auraient été soumis les individus que l'on instruit, et enfin sur le degré d'audition qu'ils possédaient avant les premières opérations. Ils éviteront par ces soins les justes réclamations que nous avons à leur faire.

Clémentine Gaboriau, une des onze sourds-muets qui ont recouvré *une ouïe morbide* par l'emploi des injections, était, a-t-on dit, *complétement sourde de naissance*, ce qui n'empêche pas M. Itard « d'exercer tous tous les jours « cette enfant à entendre et à parler, » et d'espérer qu'un jour cette éducation lui sera profitable, au point qu'elle percevra les sons et les articulations vocales. Qu'est-ce donc qui aura donné ce pouvoir à l'ouïe? Sera-ce la *sensibilité morbide* développée par la sonde? sera-ce l'exercice journalier de ce sens? Si c'est à l'état morbide qu'on devra ce merveilleux phénomène, pourquoi ne pas le faire tourner à l'avantage de ceux qui ont subi le même traitement que Clémentine? Si au contraire l'éducation seule peut diminier la surdité *qui était complète*, nous avons tout lieu l'espérer qu'un jour tous les muets « *les plus profondé-* « *ment sourds* » jouiront du même bienfait.

Nous ne craignons pas de nier ce pouvoir de l'éducation; et puisqu'on pense de même de nos opérations, la jeune Gaboriau va enfin dessiller les yeux des partisans de nos adversaires, et faire connaître l'exactitude que nous apportons dans nos observations.

Voici ce que M. Itard rapporte touchant cette enfant, dans ses mémoires, qui sont datés du 9 février 1827 :

« 1° Gaboriau était profondément sourde de naissance.

« 2° Elle n'avait jamais parlé.

« 3° A la suite des injections, elle a donné des lueurs « d'audition.

« 4° Je l'ai soumise de suite à l'éducation physiologique; « elle apprend à parler.

« 5° L'audition qu'elle va acquérir sera le résultat de « l'éducation. »

Voici maintenant ce qui est extrait de nos notes (Les numéros correspondent aux précédents, afin qu'on puisse comparer ce que nous rapportons avec ce que M. Itard a avancé) :

1° Gaboriau était sourde depuis l'âge de trente mois, à la suite d'une coqueluche grave.

2° Elle avait parlé comme les autres enfants de son âge, jusque après sa maladie.

3° Le 27 août 1825, elle fut sondée par nous, et trois douches d'air suffirent pour lui donner une ouïe assez fine pour percevoir le bruit d'un petit grelot, et répéter sans voir le mouvement des lèvres le mot *papa* et les cris de plusieurs enfants.

Le 22 septembre, elle distingua le chant d'un oiseau.

Le 28 novembre, elle entendait une goutte d'eau qui tombait sur une poêle chaude.

4° Est-il donc difficile d'apprendre à parler à une enfant

qui entendait encore parfaitement bien dans le mois de septembre 1826? A cette époque, elle supporta de nouveau quatre douches d'air. Elle entendait le mouvement d'une montre.

5° L'audition qu'elle possède lui vient de nos opérations faites sur elle en 1823 et en 1826.

Ces rapprochements nous ont paru utiles pour faire connaître de quel côté se trouve la bonne foi, et pour démontrer l'exactitude que nous apportons dans nos expériences; mais pour prouver d'une manière péremptoire que nous ne cherchons que la vérité, nous allons rapporter l'histoire de cette enfant.

Clémentine Gaboriau, demeurant anciennement rue Montmartre, n° 167, fut atteinte, à l'âge de deux ans et demi, d'une coqueluche compliquée d'une autre maladie grave qui lui occasionna une convalescence longue*, des boutons sur toute la face, et une surdité tellement intense que cette enfant oublia en peu de temps tous les mots et les petites phrases qu'elle avait su former comme tous les enfants de son âge. Elle nous fut présentée par sa mère, et recommandée par madame la baronne Devaux, le 24 août 1823. Elle atteignait alors sa cinquième année; sa santé était parfaite; elle était douée d'une pétulance rare, d'un caractère irascible, et elle prêtait rarement attention aux signes qu'on lui faisait.

L'oreille externe était parfaitement saine; il n'en était pas de même des trompes d'Eustache, qui furent difficilement traversées par l'air et par l'eau que nous fîmes arriver dans les caisses. Cependant, après quelques jours de traitement, Clémentine donna les signes les plus certains d'une audition fine, puisqu'elle distinguait le son d'un petit grelot qu'un chat portait au cou, et le bruit que faisait une dragée en tombant sur le pavé.

Le 1er septembre, elle prononçait plusieurs mots et imitait les cris de quelques enfants; elle entendait aussi le chant d'un oiseau. Pour rendre ces détails tout-à-fait authentiques, nous finirons cette observation par des extraits de lettres qui nous furent adressées au sujet de son ouïe :

Paris, le 18 septembre 1823.

« Monsieur,

« J'ai été voir deux à trois fois la petite muette, et je la
« fis venir une fois. Je parvins ce jour-là à lui faire dire
« *poupée*, *papa*, etc. Entendant crier un perroquet, elle se
« retourna sur-le-champ et courut ch ercher un marche-
« pied pour regarder d'où provenaient ces sons. Quand elle
« est dans la rue, les voitures l'effraient ; elle pousse sa bon-
« ne-maman contre le mur pour les éviter. Elle entend
« comme vous, monsieur, c'est une chose certaine, car elle
« se retourne à chaque bruit que l'on fait. Quand elle est
« avec de petites camarades, elle fait tous les efforts ima-
« ginables pour parler ; elle prononce *papa* et *maman*, elle
« dit *ouin* pour *oui*, *no* pour *non*. Elle se met quelquefois
« à chanter, et annonce un joli petit organe. Les parents,
« que j'ai tout-à-fait décidés à vous la donner, attendent
» avec impatience de vos nouvelles sur la promesse que
« vous leur avez faite ; ils sont à présent dans la crainte de
« savoir si vous leur tiendrez parole, etc.

« *Signé* Mlle B.', baronne DEVAUX. »

Paris, le 3 novembre 1827.

Monsieur.

« Je vois de temps en temps la petite muette. Depuis
« qu'elle entend, elle est encore plus vive qu'avant ; elle

« parle souvent à l'échappée seule et très bas. Je crois que
« tout d'un coup, au moment qu'on s'y attendra le moins,
« elle parlera. . . . .
« Un nommé M. Cheneau s'est présenté de votre part
« pour s'informer de la petite. Je désirerais savoir, etc.

« Signé, Mlle B., baronne Devaux. »

Paris, 13 novembre 1827.

« Monsieur,

« J'ai reçu la lettre que vous m'avez fait l'honneur de
« m'écrire. Vous me demandez un long détail au sujet de
« Clémentine. Quelques jours après votre départ de Paris,
« elle nous a prononcé plusieurs mots, non, tien, bonnet,
« pain, petit, papa, maman, et quelques autres qui meu-
« rent à moitié prononcés dans sa bouche; elle fait ce qu'elle
« peut pour apprendre à parler à sa poupée. Je la prêche toute
« la journée comme on fait à un perroquet. Malgré les diffi-
« cultés je ne désespère pas de réussir. Sa grande jeunesse
« ne lui permet pas de sentir le besoin de parler; elle est très
« adroite à se faire entendre par signes et à se servir elle-
« même; elle entend très bien, jusqu'à une goutte d'eau
« qui tombe sur une poêle chaude.

« J'ai eu la visite de M. Cheneau, qui m'a dit venir de
« votre part. Je n'ai pas été chez lui comme je lui avais pro-
« mis, pour l'instruire des progrès qui se feraient chez ma
« petite; je n'avais rien de nouveau à lui apprendre.

« J'ai l'honneur d'être avec respect et reconnaissance,

« Monsieur,

« Votre très humble servante,

« Femme Gaboriau. »

« Mon cher Deleau

« J'ai tardé peut-être un peu à m'occuper de votre com-
« mission; mais enfin j'ai vu aujourd'hui votre petite sourde
« Clémentine. Comme vous m'en aviez averti, je l'ai trou-
« vée d'une turbulence insupportable. Elle entend; elle en-
« tend bien le bruit d'une voiture et s'en écarte, le chant
« d'un oiseau et l'appelle; le bruit, les cris qui ont lieu
« dans la cour; elle entend, je crois bien, toutes les fois
« qu'on lui parle, mais ne répond pas chaque fois.

« Il n'est pas besoin qu'elle voie le mouvement des lè-
« vres pour répéter le mot maman. Sa pétulance me laisse
« craindre que vous n'obteniez jamais rien de bon. Il est
« vrai de dire cependant que les enfants sont bien différents
« avec les étrangers, etc.......

« Tout à vous,

« Chénau.

En 1825, ayant appris que Clémentine était admise à
l'Institution des Sourds-Muets, nous eûmes l'intention de
demander aux membres du conseil de l'administration la
permission de continuer cette cure si bien commencée. Si
nous ne fîmes pas cette démarche, nous affirmons que la
crainte seule de blesser M. Itard en fut la cause. Nous ne
nous attendions pas, il est vrai, qu'un jour on attribuerait
à l'effet de l'éducation l'ouïe que nous avions rendue à cette
enfant, au moyen de la sonde portée dans la trompe d'Eustache, malgré sa jeunesse et son caractère difficile.

Nous pensons qu'après des citations aussi avérées on ne
mettra pas en doute notre franchise. Nous souhaitons qu'il
en soit de même pour ce qu'en a dit M. Itard. (Voyez notre
Lettre adressée à l'Académie de Médecine.)

Passons maintenant à l'examen du troisième rapport.

Examen du troisième rapport de M. Itard.

Nous venons de jeter un coup-d'œil sur le deuxième rapport dans lequel M. Itard expose sa pratique. Il nous reste maintenant à examiner celui qu'il nomme polémique, qui a été lu, le 23 février 1827, au conseil d'administration de l'Institution des Sourds-Muets. Il est divisé en questions.

Première question.—« Les guérisons opérées par le doc- « teur Deleau auraient-elles été favorisées par un heureux « hasard ? »

Nous ne comprenons pas trop ce que M. Itard entend par un *heureux hasard :* penserait-il que nous prenons indifféremment deux cents individus pour les soumettre tous au même mode de traitement, sans tenir compte de leur état présent et passé ? Empressons-nous de le détromper par des exemples.

En 1823, M. Lecomte, de la Grande-Villette, nous présenta son fils, âgé de trois ans, qui était sourd-muet; jamais il n'avait donné aucun signe d'audition. Sa constitution était bonne ; nous crûmes cependant remarquer que sa tête offrait quelques caractères d'une disposition à l'hydrocéphale. L'âge de cet enfant, et plus encore la crainte d'irriter l'organe encéphalique, nous empêchèrent de déférer aux instances de ses parents, qui étaient disposés à faire tous les sacrifices pour alléger la position de leur fils unique.

En 1824, il fut atteint d'une maladie grave qui faillit l'emporter : ce fut M. le docteur Beauchêne fils qui lui donna des soins.

En 1825, on nous le représenta : même refus de notre

part qu'en 1825, et toujours parce que nous n'avions aucun
espoir de rencontrer une obstruction de la trompe. Enfin,
vers la fin du mois d'août dernier, je sondai ce conduit, et
aussitôt après que l'air eut pénétré dans la caisse, l'opéré
marqua de l'étonnement et le désir de soumettre son autre
oreille à la même expérience. Huit jours suffirent pour con-
firmer notre espoir : ce fut alors que cet enfant indiqua
qu'il entendait les bruits faibles, tels que ceux que l'on
produit avec le doigt médian et le pouce. Il commença
même à répéter à l'oreille non seulement les sons *laryngés*,
mais aussi les *orals-laryngés simples* et rendus *explosifs*.

Afin d'avoir la certitude que cet enfant trouvait l'audition par nos opérations, nous le rendîmes quinze jours à
ses parents. Ce temps suffit pour s'assurer que véritablement
l'ouïe commençait à devenir sensible. Ce fut après leur af-
firmation que nous invitâmes l'Académie de Médecine à
nommer une commission pour suivre les progrès de cet
enfant. Nous ne pouvons encore dire à quel degré de finesse
l'oreille se développera ; mais nous avons la certitude que
cet organe percevra le langage articulé, et qu'il devra cette
faculté à l'air porté dans l'oreille moyenne. Voici quelle
fut la marche de nos tentatives. *

Le premier jour, le bec de la sonde s'engage difficilement dans l'origine de la trompe ; l'air arrive sur la face
interne du tympan en un filet si peu considérable qu'à
peine distinguons-nous le bruit qu'il y produit des vibra-
tions qu'il excite sur les bords du pavillon de la trompe,
en retournant avec force le long de la surface externe de
la sonde.

---

* Cet exposé paraîtra tellement nouveau à la plupart des médecins
qu'ils ne voudront pas y ajouter foi ; pour les convaincre nous les invitons à assister à nos traitements journaliers.

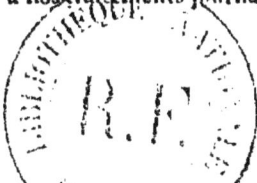

Le quatrième jour, le bruit de la caisse est plus considérable ; il est muqueux.

La sonde chemine dans la trompe dans l'étendue d'un demi-pouce.

Ces changements, qui se mettent en rapport avec le développement de l'ouïe, nous donnent l'espoir d'entendre bientôt *le bruit sec* qui doit être accompagné d'une ouïe plus fine : sinon c'eût été de mauvaise augure.

Nos adversaires connaissent-ils ces phénomènes ? diront-ils qu'ils sont dus au hasard ou à l'observation ?

Deuxième question. — « Auraient-elles pour cause cette « différence de sagacité avec laquelle notre heureux opé- « rateur a su distinguer les cas de surdité les plus heureu- « sement opérables ? »

Nous avons eu plus qu'un autre la sagacité d'appliquer cette opération au diagnostique des maladies de l'oreille. En août 1825, M. le docteur Pariset eut l'extrême obligeance de nous présenter le jeune Lebigre, sourd-muet qui entendait quelques bruits, même assez faibles. Ce léger degré d'audition aurait été de bonne augure pour M. Itard; pour nous il ne promettait rien. La sonde portée dans la trompe pénétra facilement à une grande profondeur ; *le bruit sec, égal, continu,* sans *vibration du pavillon,* nous fit juger tout traitement inutile.

Voilà comment on distingue les cas non opérables.

Nota. Quoique Lebigre n'entende pas, nous lui apprenons à parler ; nous tâchons de placer entre lui et une personne qui entend parfaitement bien une série d'individus sourds à toutes sortes de degrés, que nous soumettons au même mode d'instruction orale, afin de connaître le plus qu'il sera possible les rapports de l'ouïe plus ou moins parfaite avec les qualités de la prononciation.

Troisième question. — « Ce qui fait souvent réussir les

« opérations chirurgicales, l'habileté de l'opérateur serait-
« elle donc si inutile à celle-ci qu'on dût en expliquer le
« succès par d'autres causes ?

Dans ce mémoire, M. Itard dit que *cette opération est
facile, et que tout se réduit à faire pénétrer de l'eau dans
l'oreille.* Dans son ouvrage, tome 2e, page 256, on lit :
« Au reste, cette manœuvre (pour opérer) exige *une grande
« dextérité* et un tact des plus parfaits, qu'on ne peut ac-
« quérir que par des essais répétés. » Et page 252 : « Il
« y a près de huit ans que je l'ai tentée pour la première
« fois, et depuis que j'ai pu me familiariser avec *les diffi-
« cultés que présente l'introduction de la sonde,* etc..... »

Quatrième question. — « Mais les perfectionnements
« apportés à ce procédé opératoire seraient-ils indiffé-
« rents aux avantages de l'opération ? »

Non, ces perfectionnements ne sont pas indifférents,
comme le prouvent et le rapport fait à l'Académie des
sciences par M. le baron Percy (voyez notre lettre adressée
à l'Académie de Médecine), et les notions que nous venons
d'émettre en répondant aux deux premières questions.
Nous pourrions même ajouter que nos succès sont encore
les plus surs garants des avantages de notre procédé.

Cinquième question. — En répondant lui-même à sa
cinquième question, M. Itard veut nous arracher nos connaissances pratiques que nous avons à peine acquises,
puisque notre âge dit assez que nous ne nous livrons que
depuis peu d'années à l'étude des maladies de l'oreille. On
n'ignore pas aussi que nous n'avons pas, comme ce médecin, l'avantage d'être placé depuis trente ans à la tête
d'une institution de sourds-muets, où l'on peut observer
à loisir les effets de ses tentatives. C'est par nos efforts
seuls que nous sommes parvenu à opérer des guérisons
qui ont fixé l'attention de l'institut et de tous les médecins qui se sont donné la peine d'assister à nos expériences.

Qu'on nous tienne donc compte des difficultés que nous avons éprouvées pour nous procurer des sujets, des sacrifices pécuniaires que nous avons faits, et qu'on nous laisse jouir un instant du fruit de nos recherches; non que nous ayons l'intention de les tenir secrètes, seulement nous désirons acquérir suffisamment de connaissances théoriques et pratiques pour éviter ces contradictions choquantes, qui enlèvent aux écrits de certains auteurs toute leur autorité quand ils veulent critiquer les travaux de leurs confrères. Nous voulons aussi éviter de nous prononcer trop tôt sur les progrès à venir de la thérapeutique des maladies de l'oreille, afin de ne pas attribuer un jour à *des miracles* les cures que pourront opérer nos successeurs, comme on le fait en parlant de nos insufflations d'air : « J'aurais pu
« me permettre quelques injections aériennes dans la
« trompe d'Eustachi si j'avais pu y décider *ma raison*
« Mais comment, avec *un peu de bon sens* et quelque
« *connaissances en physiologie, en anatomie,* embras
« ser l'espoir et se livrer à l'idée d'enlever d'un souffle l.
« surdité?..... Non, Messieurs, non certainement, *on n'a*
« *jamais guéri, jamais on ne guérira*, à l'aide d'un pa-
« reil moyen la surdité...... Ce ne serait pas là une guéri-
« son, mais un véritable miracle. » (Itard.)

Il vaut bien mieux encourir le reproche d'avoir peu écrit que de se prononcer de la sorte dans les journaux qui sont entre les mains de tous les médecins; nous invitons ces derniers à être témoins des guérisons opérées par le souffle, et alors ils ne manqueront pas de demander si on peut croire *à la raison, au bon sens,* aux connaissances en *physiologie, en anatomie,* aux *négations présentes* et *futures,* ainsi qu'aux deux cents tentatives faites sur les sourds-muets, et surtout à l'observation de Clémentine.

Nous n'ignorons cependant pas combien il nous serait agréable de publier de nouvelles expériences, puisque déjà nos faibles productions ont communiqué à une administration le désir de les voir renouveler, et ont donné au médecin qui en a été chargé « la douce satisfaction d'amé- « liorer le sort d'une douzaine d'enfants, et d'assurer « peut-être pour leurs successeurs la perpétuité de ce « bienfait. »

Ne devait-on pas se contenter « d'être excité par un es- « poir si touchant, » et d'avoir obtenu de si beaux résul- tats? Pouvions-nous en 1825, au moment où l'administra- tion des sourds-muets ordonnait de tenter des guérisons, publier un traité sur notre manière d'opérer? A cette époque on le possédait le traité qui nous guidait alors : c'est celui qui a vu le jour en 1821, et c'est ce qui explique l'apparente contradiction qui existe, selon M. Itard (Voy. son 3e rapport, page 5), entre le rapport de M. Magendie et notre mémoire relativement à Trézel. Nous avons em- ployé sur l'oreille de cet enfant et l'eau conseillée par notre antagoniste, et nos douches d'air. Dans ce temps nos expériences étaient encore trop peu nombreuses, et nous croyions à celles qu'il avait faites depuis plus de vingt années. Ce n'est donc pas sur nous qu'il faut jeter la faute d'avoir voulu guérir avec de l'eau les surdités qui ne réclamaient que l'emploi de l'air atmosphérique. Si M. Itard relisait son traité, il s'accuserait lui-même, puisque ce sont ses essais qui nous ont induit en erreur. Ce médecin trouve encore une contradiction entre M. Magendie, qui a dit que le cathétérisme n'avait rien de nouveau, et M. Geoffroy Saint-Hilaire, qui a désigné notre manière d'opérer par l'expression de *nouveau procédé chirurgical.* Non, l'opé- ration du cathétérisme de la trompe d'Eustache n'a rien de nouveau, elle est restée entre les mains de M. Itard ce qu'elle était avant lui. Il emploie la sonde d'argent et l'eau comme le faisaient Wathen, Douglas, Saissy et autres. Mais le *nouveau procédé,* c'est celui que nous indiquons, c'est la sonde de gomme, c'est la manière de s'en servir, enfin c'est l'air que nous portons dans toute l'oreille moyenne, qui constituent le *nouveau procédé*. L'opération de la taille n'est pas nouvelle, et cependant le procédé *bi-latéral est nouveau.*

L'histoire de Clémentine Gaboriau répond suffisamment à la sixième question; il ne nous reste qu'à en poser une nous-même. Pourquoi exiger que des individus âgés, ne connaissant aucune langue, ne possédant qu'une ouïe donnée par l'art, et non par la nature, apprennent à parler seuls, sans maître et sans méthode, quand on a sous les yeux des personnes qui, arrivées à Paris depuis quarante ans avec une oreille extrêmement délicate et très chatouilleuse sur la réputation naissante de leur antagoniste, ne peuvent, nous ne dirons pas apprendre une langue, mais seulement corriger leur bizarre prononciation provinciale... On voudra bien aussi nous dire pourquoi des individus à oreille fine, qui sont affectés de bégaiement, ne corrigent pas ce vice du langage oral sans maître et sans méthode?

Nous donnerons plus tard de grands développements à ces questions. En attendant, apprenons comment on dilate la trompe d'Eustache aux personnes qui « ne connaissent « pas ce tour de force. »

Obstruction de l'orifice interne de la trompe d'Eustache, suite d'une phlegmasie chronique qui se propageait souvent dans la caisse du tambour.

M. Eugène Daubré, âgé de 17 ans, de Metz, me fut présenté par M. Lacretelle, chirurgien-major du Val-de-Grâce, et recommandé par M. le docteur Gorcy, son oncle.

Ce jeune homme, doué d'un tempérament sanguin , avait toujours eu l'oreille dure depuis sa plus tendre enfance; cette infirmité était devenue plus intense à l'âge de huit ans, à la suite d'une maladie dont il fut atteint.

La température froide et humide lui occasionait souvent des douleurs d'oreilles qui augmentaient beaucoup la surdité ; et qui se terminaient presque toujours par un écoulement abondant de sérosité, qui s'opérait par les narines; alors il entendait moins difficilement... L'oreille gauche était plus mauvaise que la droite.

En été , M. Daubré était sujet à des étourdissements, à des maux de gorge; il ressentait dans toute la tête des battements qui le forçaient de s'arrêter quand il marchait avec trop de précipitation.

Le 2 juillet 1825; nous mesurâmes l'ouïe, qui n'était sensible aux battements d'une montre qu'à quelques pouces de l'oreille. Une sonde placée dans la trompe d'Eustache gauche nous servit à introduire dans la caisse un courant d'air qui, sur-le-champ, développa l'audition d'une manière si extraordinaire, que le malade se mit à dire: « Est-« ce que tout le monde entend aussi bien ? » Il était ravi d'entendre les bruits que l'on faisait dans la rue; il se plaisait à reconnaître de quels lieux ils provenaient, à juger de leur direction... Notre sonde avait pénétré très avant dans le conduit guttural ; les parois de ce conduit s'appliquaient assez bien sur l'instrument pour nous permettre de faire le vide dans la caisse et pour rétablir la surdité. C'était la première fois que nous faisions cette expérience ; elle n'avait rien de désagréable pour M. Daubré, qui voulut bien s'y soumettre assez long-temps pour que nous pussions constater que le vide fait dans la caisse rend l'individu très sourd à l'audition de la parole, mais n'affaiblit que très peu la faculté d'entendre les bruits. La chaîne des osselets serait-elle suffisante pour transmettre ces bruits du tympan dans le labyrinthe, tandis que les sons vocaux articulés réclameraient la présence de l'air ? Nous nous prononcerons plus tard sur ces questions ainsi que sur plusieurs autres phénomènes d'acoustique que cette cure nous a offerts. Certain du siége de la maladie, de sa nature et de ses suites , nous pûmes à l'instant promettre aux parents, et à cet intéressant jeune homme, que le traitement aurait des suites très avantageuses. En effet, les saignées, le régime, des dérivatifs appropriés, enlevèrent la phlegmasie. La sonde, les douches d'air, élargirent l'orifice interne de la trompe et rendirent l'ouïe parfaitement bonne. Il y a deux ans que cette cure est opérée , depuis ce temps l'état sanitaire de l'organe auditif s'est parfaitement maintenu. Voilà un exemple de surdité de bas âge. La trompe eût pu être obstruée plus complétement, et il en eût résulté une cophose qui aurait nécessairement entraîné le mutisme. M. Daubré se fût alors trouvé dans le cas du jeune Lecomte. Peut-on nier, si cela fût arrivé, que nos douches d'air n'auraient pas rendu l'ouïe ?

Nous avons nommé cette observation obstruction de l'orifice interne de la trompe, etc. , parce que, quand le conduit d'Eustache est resserré dans toute sa longueur, les douches d'air n'apportent pas un changement aussi subit dans l'audition.

Peut-être trouvera-t-on cette observation incomplète , peut-être désirerait-on plus de détails sur les aperçus nouveaux que nous laissons entrevoir. En attendant que nous entrions dans de plus grands développements , on peut s'adresser à l'élève de M. L..., partisan zélé de son maître, qui veut bien explorer nos travaux, en épier les résultats : il pourra donner quelques renseignements.

Nous l'engageons cependant à y apporter plus de délicatesse que dans les démarches inconvenantes qu'il s'est permises près des parents de nos sourds-muets. Qu'il ne se dise pas surtout envoyé par les membres de l'administration de l'institution des Sourds-Muets, qui, assurément, s'adresseraient directement à nous, s'ils désiraient prendre connaissance de nos résultats.

Que M. B... fasse de même, et qu'il se persuade bien, ainsi que ceux auxquels nous avons dénoncé sa conduite inconsidérée, que nous sommes toujours disposé à donner les éclaircissements pratiques tirés de nos succès et même de nos insuccès, que nous ne craignons pas d'avouer, quand on veut en profiter sans blesser l'honneur et les convenances.

Phlegmasie chronique de la trompe d'Eustache avec rétrécissement.

M. Roguet de Bercy, âgé de quarante-neuf ans, fut affecté, dans le courant du mois de janvier 1826, d'une surdité due à un refroidissement de tout le corps après un exercice violent. Cette première atteinte se dissipa par l'emploi des saignées et des révulsifs généraux. Mais ce mieux-être ne fut que momentané; bientôt la surdité reparut avec plus d'intensité : M. Roquet n'entendait plus la montre appliquée sur l'oreille; pour se faire comprendre, on était obligé de crier fortement; il était continuellement affecté de bruits qui ressemblaient tantôt à une pluie qui tombe avec force, tantôt au vent qui souffle dans le feuillage. Le pharynx était phlogosé. Les antisyphilitiques prescrits par MM.... avaient été employés en vain pendant plusieurs mois; on n'avait pas omis les purgatifs.

Après avoir convenablement combattu l'affection de la gorge, je sondai M. Roguet, pour la première fois, le 24 juillet 1826; il n'en résulta aucun effet avantageux pour l'ouïe. L'air, poussé avec force, ne put arriver dans les caisses, ce qui ne nous étonna pas, parce que la sonde n'était entrée qu'à quelques lignes dans la trompe; il en fut de même le 25 et le 26. Enfin, le 27, la sonde pénétra plus avant, et un petit filet d'air arriva dans la caisse droite: ** ssitôt le patient perçut le battement d'une montre et put ** erser avec assez de facilité. Le 28, l'oreille droite devint encore meilleure. Le 8 août seulement, l'air pénétra dans l'oreille gauche, et l'ouïe ne s'améliora que peu les jours suivants. Ce ne fut que par de nouvelles tentatives, reprises après quelque temps de repos, que nous finîmes par dilater suffisamment la trompe d'Eustache, qui depuis ne s'est pas refermée. M. Roguet entend parfaitement bien.

Pour bien comprendre ces observations, et se faire une idée de la possibilité que nous avons de promener la sonde le long des conduits gutturaux de l'oreille, il faut connaître parfaitement le manuel de l'opération que nous avons pratiquée sur plusieurs sujets ayant les narines diversement conformées et portant plusieurs degrés de rétrécissement ou d'engouement des trompes et des caisses du tambour. Autrement, si on s'en rapporte aux dires de nos antagonistes, qui refusent d'établir un parallèle entre leur manière d'opérer et la nôtre, jamais on ne pourra s'entendre, et cette polémique n'aura pas de fin. Nous n'avons cependant pas l'intention de la continuer, comme on a pu le voir jusqu'à présent, puisque nous n'avons fait que répondre à des provocations d'autant plus déplacées que nous offrons de faire des expériences en présence des membres de l'administration des Sourds-muets, et, s'il le faut, sous les yeux même de nos adversaires.

Notre condescendance ne nous paraît pas déplacée quand il s'agit de la recherche de la vérité; nous sommes toujours prêt à nous soumettre aux vœux des savants qui désirent la connaître.

Nous avons maintenant un grand nombre d'observations

analogues. Nous nous proposons de les faire paraître dans divers journaux de médecine.

Notes sur quelques guérisons de surdités opérées par l'air porté dans l'oreille moyenne, pour faire suite au tableau adressé à l'Académie de Médecine.

37. M. Couturier, rue d'Anjou; 68 ans, très sourd, guéri en huit jours.

38. M***, rue des Juifs, n° 2; 79 ans, ouïe améliorée par la sonde.

39. Madame Saget, rue Feydau, n° 9; 65 ans, 20 ans de surdité, guérie en quinze jours.

40. Féré, rue de Varenne, n° 44; sourd depuis l'âge de sept ans. Ce jeune homme est resté deux mois en pension chez moi; la guérison est complète.

41. M. Garetta, de Madrid, sourd de l'oreille droite depuis l'hiver de 1825, guéri en deux mois.

42. Mademoiselle Aline Girault, de Troyes, 10 ans; excision des amygdales. L'ouïe n'est devenue fine qu'après l'emploi de l'air.

43. M. R***, 52 ans. La sonde a rendu l'ouïe; il n'est resté qu'une irritabilité excessive de ce sens.

44. Louis Sailly, 7 ans, de St-Omer, demi-sourd-muet, a recouvré l'ouïe.

45. M. Fegneux, 17 ans, de Clermont, sourd depuis 4 ans, entend très bien maintenant.

46. Mademoiselle Arsène Vildé, de Melun, 15 ans, trois jours après avoir été sondée, a très bien entendu ; je crains une rechute, parce que cette jeune personne se néglige beaucoup.

Malades qui sont encore en traitement et qui ont déjà éprouvé une grande amélioration par l'emploi de l'air.

47. M. Henrichs, 32 ans, n'entendait une montre qu'à quelques pouces ; après avoir été sondé, il l'entendit le bras tendu.

48. Benjamin Hurel, de Neuilly, 10 ans, est en pension chez moi ; il touche à sa guérison.

49. Le jeune Monthaulon, 15 ans ; excision des amygdales ; la sonde a rendu l'ouïe fine.

50. Leclerc, 9 ans, de Beauvais ; excision des amygdales ; l'ouïe s'améliore de jour en jour.

51. Félicité R***, 10 ans, excision des amygdales ; est sondée tous les cinq ou six jours.

52. Mademoiselle Félicie S***, 15 ans, n'entendait une montre qu'appliquée sur l'oreille ; elle l'entend maintenant à un pied.

53. Madame Raymond, rue St-Martin, 28 ans, entend complètement de l'oreille droite; la gauche s'améliore.

54. M. II. . . . , même cas que le précédent.

55. Madame Leclerc, de Beauvais, mère de l'enfant cité n° 50; son état est devenu très satisfaisant après six douches d'air.

56. M. Pineau, rue du Caire, 18 ans, six ans de surdité; la première fois qu'il a été sondé, il a entendu parfaitement bien de l'oreille droite; la gauche s'améliore.

57. Mademoiselle Portesse, de St-Séver (Landes), a éprouvé une amélioration très sensible après avoir été sondée.

58. Guérin, rue de la Vannerie, est obligé de venir tous les quinze jours se faire sonder pour améliorer son ouïe.

Ces observations, que nous avons recueillies avec le plus grand soin, recevront tous les développements possibles dans un mémoire qui sera présenté à l'Académie des sciences en 1829.

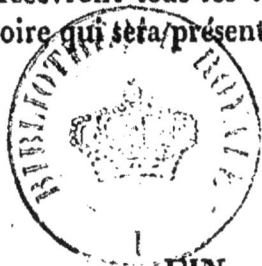

FIN.

Imprimerie de GUIRAUDET, rue Saint-Honoré, n° 515.

www.ingramcontent.com/pod-product-compliance
Lightning Source LLC
Chambersburg PA
CBHW060512200326
41520CB00017B/5014